Dieter Mann

L'anti-âge Pour Tout Le Monde

OPC - L'extrait de Pépins de Raisin : Vivre Plus Longtemps et en Meilleure Santé

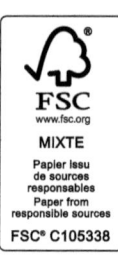

© 2017, Dieter Mann

Tous droits réservés

Edition : BoD - Books on Demand

12/14 rond-point des Champs Elysées

75008 Paris

Imprimé par BoD – Books on Demand, Norderstedt

ISBN : 978-2-3220-8078-6

Dépôt légal : 08/2017

Introduction

En achetant ce livre, vous accepter entièrement cette clause de non-responsabilité.

Aucun conseil

Le livre contient des informations. Les informations ne sont pas des conseils et ne devraient pas être traités comme tels.

Si vous pensez que vous souffrez de n'importe quel problème médicaux vous devriez demander un avis médical. Vous ne devriez jamais tarder à demander un avis médical, ne pas tenir compte d'avis médicaux, ou arrêter un traitement médical à cause des informations de ce livre.

Pas de représentations ou de garanties

Dans la mesure maximale permise par la loi applicable et sous réserve de l'article ci-dessous, nous avons enlevé toutes représentations, entreprises et garanties en relation avec ce livre.

Sans préjudice de la généralité du paragraphe précédent, nous ne nous engageons pas et nous ne garantissons pas :

• Que l'information du livre est correcte, précise, complète ou non-trompeuse ;

• Que l'utilisation des conseils du livre mènera à un résultat quelconque.

Limitations et exclusions de responsabilité

Les limitations et exclusions de responsabilité exposés dans cette section et autre part dans cette clause de non-responsabilité : sont soumis à l'article 6 ci-dessous ; et de gouverner tous les passifs découlant de cette clause ou en relation avec le livre, notamment des responsabilités découlant du contrat, en responsabilités civiles (y compris la négligence) et en cas de violation d'une obligation légale.

Nous ne serons pas responsables envers vous de toute perte découlant d'un événement ou d'événements hors de notre contrôle raisonnable.

Nous ne serons pas responsable envers vous de toutes pertes d'argent, y compris, sans limitation de perte ou de dommages de profits, de revenus, d'utilisation, de production, d'économies prévues, d'affaires, de contrats, d'opportunités commerciales ou de bonne volonté.

Nous ne serons responsables d'aucune perte ou de corruption de données, de base de données ou de logiciel.

Nous ne serons responsables d'aucune perte spéciale, indirecte ou conséquente ou de dommages.

Exceptions

Rien dans cette clause de non-responsabilité doit : limiter ou exclure notre responsabilité pour la mort ou des blessures résultant de la négligence ; limiter ou exclure notre responsabilité pour fraude ou représentations frauduleuses ; limiter l'un de nos passifs d'une façon qui ne soit pas autorisée par la loi applicable ; ou d'exclure l'un de nos passifs, qui ne peuvent être exclus en vertu du droit applicable.

Dissociabilité

Si une section de cette cause de non-responsabilité est déclarée comme étant illégal ou inacceptable par un tribunal ou autre autorité compétente, les autres sections de cette clause demeureront en vigueur.

Si tout contenu illégal et / ou inapplicable serait licite ou exécutoire si une partie d'entre elles seraient supprimées, cette partie sera réputée à être supprimée et le reste de la section restera en vigueur.

Préface 11

Comment est le fruit d'où provient l'OPC? 12

Comment est l'Extrait de Pépins de Raisin Produit? 13

Comment les Raisins ont été utilisés dans le passé en tant que Repas et Médicament Nutritifs? 14

Comment est-ce que le Vin Rouge peut être Bénéfique à ma santé? 16

Quel est le contenu principal de pépin de raisins ? 19

Quel composant de pépins de raisin a plus de bénéfices pour mon corps ? 20

Pourquoi voudrais-je de me débarrasser des Radicaux Libres ? 21

Pouvez-vous obtenir les mêmes composants et propriétés provenant des Pépins de Raisins d'autres aliments ? 22

Comment l'Extrait de Pépins de Raisin est absorbé par le corps ? 22

Est-ce que l'Extrait de Raisin de Pépin et l'OPC peuvent m'aider à perdre du poids ? 24

Comment les Propriétés des Pépins sont bénéfiques pour les gens ? 25

Pour Quelles Conditions Médicales sont les Extraits de Pépin de Raisin bénéfiques ? 26

Comment l'Extrait des Pépins de Raisins est bénéfique pour le renforcement de mes os ? 29

Comment l'Extrait de Pépins de Raisins peut être bénéfique pour le Cancer ? 29

Comment l'Extrait des Pépins de Raisin bénéficie les Problèmes de Cholestérol ? 32

Comment l'Extrait de Pépins de Raisins bénéficie dans l'insuffisance veineuse chronique ? 34

Comment l'Extrait de Pépins de Raisin diminue ma Détérioration Cognitive ? 35

Comment l'Extrait de Pépins de Raisins peut être bénéfique pour l'Œdème ? 36

Comment est-ce que l'Extrait de Pépins de Raisin est bénéfique pour des Problèmes de Haute Pression Sanguine ? 37

Comment est-ce que l'Extrait des Pépins de Raisin peut être bénéfique pour les Infections provenant des Bactéries nuisibles ? 38

Comment est-ce que l'Extrait des Pépins de Raisins pourrait être bénéfique à ma santé orale ? 39

Comment est-ce que l'Extrait des Pépins de Raisins pourrait être bénéfique pour le vieillissement de ma peau ? 40

Quelle est la plus haute dose d'Extrait de Pépins de Raisin ? 42

Quels sont les effets secondaires possibles quand je prends l'extrait de pépins de raisin ? 43

Pourquoi devrais-je faire attention aux allergies provenant de l'extrait de pépins de raisin ? 44

Si je suis allergique aux Raisins, est-il sûr de prendre l'extrait de Pépins de Raisin ? 45

Sous quelles conditions médicales devrais-je faire attention pendant que je consomme l'Extrait de pépins de raisin ? 46

Quelle combinaison de substances et l'extrait de Pépins de Raisin n'est pas recommandé ? 47

Quelle combinaison de médicaments et d'extrait de pépins de raisin n'est pas recommandée ? 48

Est-il sécuritaire de donner l'Extrait de Pépins de Raisin aux Enfants et les femmes Enceintes ? 50

Comment puis-je obtenir les avantages de l'OPC contenu dans l'Extrait des Pépins de Raisin et pour les Enfants ? 51

Comment puis-je trouver de l'Extrait de Pépins de Raisins ? 52

Préface

Depuis des années, le vin a été évalué comme un agent d'antivieillissement. Si maintenant vous vous demandez pourquoi, une partie de cela est en raison de l'OPC qui existe dans les raisins. Cependant, c'est l'extrait de pépins de raisin qui est la plus forte augmentation de l'OPC et donc la plus grande quantité d'antioxydants pour améliorer votre corps entier. L'OPC se trouve dans les raisins de vin rouge, d'où l'extrait de pépins de raisin est pris. Le nouvel agent antioxydant vient sous forme de flavonoïdes. Il va vous aider à vivre en meilleure santé et avoir une vie plus longue.

Sur cet article, nous allons passer en revue une longue liste de questions fréquemment posées au sujet de l'OPC et l'extrait de pépins de raisin. Vous apprendrez comment il peut vous aider à vivre plus longtemps et en meilleure santé. Les avantages les plus visibles sont visibles sur votre peau. Il peut vous aider comme un puissant agent d'antivieillissement, réduisant les rides.

Néanmoins, les avantages les plus significatifs viennent de l'intérieur. Il y a des preuves substantielles d'un grand nombre d'autres avantages pour la santé associés essentiellement à une meilleure circulation du sang. Ces propriétés peuvent aider sur une longue liste de conditions médicales. Nous allons détailler tout, avec certaines des études et des recherches effectuées pour confirmer les effets bénéfiques de l'extrait de pépins de raisin.

Surtout, l'importance d'améliorer votre santé vous aidera à mieux-vivre. Il fournit, par conséquent, une meilleure qualité de vie, maintenant et à un âge plus avancé.

Comment est le fruit d'où provient l'OPC?

À l'origine, les raisins ont été trouvés à l'état sauvage en Asie, quelque part près de la mer Caspienne. À partir de là, la culture des vignes était promue en Amérique du Nord et en Europe. La raison principale des vignobles, depuis des années, a été la production de vin.

La plante des raisins est de type grimpant. Il a de grandes feuilles pointues. L'écorce des branches de raisin a tendance à la croûte. La couleur varie, et différentes variétés vont de vert et violet au rouge. La sélection avec plus d'OPC est la sélection rouge.

Comment est l'Extrait de Pépins de Raisin Produit?

C'est drôle comment l'extrait de pépins de raisin peut avoir tous ces avantages et a été considéré presque comme ordure depuis longtemps. En fait, les personnes qui mangent habituellement seulement le raisin jettent les pépins de raisin sans savoir qu'ils contiennent la plus grande quantité d'OPC, qui sont des antioxydants les plus bénéfiques sur le raisin.

La plupart d'extrait de pépins de raisin provient de la production de vin. Il est considéré comme un sous-produit qui est jeté par les fabricants de vin. Aussi, les producteurs de jus de raisin s'en débarrassent.

Le sous-produit récupéré des fabricants de vin et de jus de raisin peut être utilisé pour produire des extraits de pépins de raisin. Ces derniers temps, il est en train de devenir une industrie en plein essor de fournir des compléments alimentaires.

Comment les Raisins ont été utilisés dans le passé en tant que Repas et Médicament Nutritifs?

Depuis les temps anciens, les raisins ont été un fruit apprécié pour traiter des maladies et de nourrir le corps humain. Le premier enregistrement de raisins reconnus pour leur valeur nutritive il y a environ 6 000 ans en Égypte. Dans le même temps, les Grecs ont attribué aux raisins des propriétés curatives. Les Égyptiens et les Grecs ont accordé beaucoup d'importance à la puissance de raisin sous forme de vin. Pas seulement utilisé comme un spiritueux, le vin était considéré comme un moyen médicinal pour les raisins de guérir le corps humain. Au fil du temps, le vin a aussi été associé à la communication mystique avec liens religieux.

Les guérisseurs traditionnels en Europe attribuent des propriétés curatives au raisin. Ils ont fabriqué une sève à partir de raisins. Il a été employé pour traiter les yeux et certains problèmes de peau. Pour les feuilles de vigne, ils avaient d'autres utilisations. Par exemple, ils ont servi comme coagulants pour arrêter le saignement. Les hémorroïdes étaient une maladie courante traitée avec des feuilles de vigne. Elles ont contribué à réduire la douleur et l'inflammation. Un mal de gorge serait abordé avec des jeunes raisins alors que les raisins (qui en fait sont de vieux raisins secs) ont servi pour les problèmes de constipation. Les meilleurs raisins en forme, lorsqu'ils étaient doux à leur meilleur aidaient avec une longue liste de problèmes. Voici une liste des plus courants:

- Le Cancer
- Le choléra
- Sécheresse de la peau
- Les problèmes oculaires
- Problèmes de rein
- La maladie du foie
- La Nausée

Au fil des ans, ces propriétés de raisins ont été scientifiquement prouvées. Le bien-être global dérivé de la consommation de raisin fait partie de ce qui vous fait vivre une vie plus longue et en meilleure santé. En fin de compte, toutes ces propriétés ont été reconnues et utilisées depuis les temps anciens.

En Europe, notamment en France, le vin a des propriétés connues pour prévenir les maladies cardiaques. Il n'est pas pris comme une mesure préventive, mais les habitudes de ce pays indiquent qu'il a des avantages statistiques dans ce domaine.

Comment est-ce que le Vin Rouge peut être Bénéfique à ma santé?

Les vins rouges proviennent de raisins. Ils contiennent une grande quantité d'une substance appelée flavonoïdes. Les flavonoïdes sont responsables pour les effets bénéfiques du vin pour prévenir les maladies cardiaques parce qu'ils agissent contre le cholestérol LDL. Le cholestérol LDL est également bien connu comme le mauvais cholestérol, et c'est ce qui obstrue les artères et empêche une bonne circulation du sang.

Ces avantages ont été remarqués à un tableau général lorsque les statistiques ont été analysées. Des pays comme la France ont des bonnes habitudes concernant la consommation de vin rouge sur une base quotidienne. Ils prennent généralement un verre de vin pour le dîner, ce qui à long terme a été bénéfique pour la santé des français.

Par rapport aux personnes qui vivent aux États-Unis, il y a un taux beaucoup plus faible de maladies cardiaques. Jusqu'à présent, les scientifiques ne sont pas d'accord à quel degré l'alcool ou les flavonoïdes sont responsables de ce chiffre. Cependant, il y a un lien clair entre le vin et la diminution des maladies cardiaques.

Les mauvais côtés de l'histoire sont les effets nocifs de la consommation d'alcool. La dépendance est peut-être le pire effet secondaire. Cela ne signifie pas que la consommation de vin rouge sur une base quotidienne fera de vous un toxicomane, et qu'une tasse s'est avérée utile. Cependant, la dépendance est possible, et c'est une combinaison de conditions physiques et psychologiques.

La dépendance à l'alcool entraîne l'excès de consommation. Il n'y a aucun moyen d'arrêter, et elle conduit à d'autres problèmes beaucoup plus graves. Pour ne citer que quelques-uns, il peut causer :

- Des accidents de voiture.
- Des dommages au foie.
- Il y a un risque plus élevé de problèmes d'hypertension.
- Gain de poids, qui est fourni avec une nouvelle longue liste d'autres problèmes de santé potentiels.

La dose sûre de vin rouge jusqu'à présent n'est pas plus de 2 verres par jour. C'est l'équivalent de 20 grammes d'éthanol, l'alcool contenu dans le vin. On dit que les femmes devraient avoir la moitié de cette dose. Ceci est lié à l'ensemble de moins de poids de la femme.

Quel est le contenu principal de pépin de raisins?

Le noyau du fruit est un pépin. C'est l'élément qui est capable de créer une vie nouvelle. Il peut parcourir de longues distances avant de germer. C'est un nutriment qui a tout pour produire une nouvelle vie. Comme tous les pépins, les pépins de raisins ont codés la vie de vignobles et de raisins à l'intérieur. Ils sont faits d'un grand nombre de composés nourrissants qui leur permet d'exploiter avec la création d'une nouvelle vie.

Les principaux éléments trouvés dans les pépins de raisin dans une concentration élevée sont:

- Les flavonoïdes
- L'acide linoléique
- Les OPC
- La vitamine E

Ces mêmes composés se retrouvent dans d'autres parties du raisin, comme la peau et le jus. Cependant, le montant le plus élevé de l'OPC est situé dans les pépins de raisin.

Quel composant de pépins de raisin a plus de bénéfices pour mon corps?

Les nombreux éléments de pépins de raisin ont une forte valeur nutritive. En particulier, le complexe de proanthocyanidine oligomérique, aussi appelé OPC, a rappelé le plus de bénéfices. Il est reconnu comme l'un des antioxydants les plus puissants. Il y a un grand nombre de conditions de santé qui pourraient profiter de la consommation de l'OPC, en particulier certaines maladies chroniques liées à la circulation du sang

Des études sur l'OPC provenant de l'extrait de pépins de raisins sont toujours détenues. Pour le moment, il y a des preuves concluantes sur l'augmentation significative d'antioxydants présents dans le sang. Qui a un large éventail d'avantages pour votre corps. En termes généraux, les antioxydants sont de puissants agents qui éliminent des radicaux libres à l'intérieur de votre corps.

Pourquoi voudrais-je de me débarrasser des Radicaux Libres?

Les radicaux libres sont l'une des substances les plus nocives pour le corps. Ils sont responsables de tout dommage au niveau cellulaire, en tuant des cellules et détruisant le code ADN. Ce genre de dommage est lié au cancer et d'autres maladies rares et difficiles à traiter.

Les scientifiques lient également les radicaux libres à la désintégration naturelle de votre corps, ce qui signifie que le vieillissement est une conséquence de l'action des radicaux libres sur votre corps. Lorsque vous vous débarrasser des radicaux libres, puis vous contribuez à arrêter le vieillissement de votre corps. Qui a aussi un impact positif pour prévenir les maladies dégénératives qui viennent avec l'âge. L'amélioration de la fonction de votre corps à un niveau cellulaire est quelque chose qui sera bénéfique pour votre bien-être général, et même si vous ne pouvez pas voir vos cellules, vous remarquerez l'amélioration.

Pouvez-vous obtenir les mêmes composants et propriétés provenant des Pépins de Raisins d'autres aliments?

Certains des éléments présents dans les raisins sont trouvés dans d'autres aliments, tels que la vitamine E. Toutefois, le plus puissant antioxydant trouvé dans les pépins de raisins (proanthocyanidine oligomérique complexe ou OPC) n'a pas été trouvé naturellement dans tout autre aliment, jusqu'à présent.

Comment l'Extrait de Pépins de Raisin est absorbé par le corps?

De nombreux avantages proviennent de l'OPC, et en théorie, tous les éléments nutritifs de l'extrait de pépins de raisin devraient constituer un avantage pour la santé. Cependant, si votre corps n'absorbe pas les nutriments, l'extrait de pépins de raisin serait inutile. Heureusement, le taux d'avortement est élevé, et en conséquence, les bénéfices sont exceptionnels.

Une étude a été menée pour déterminer la quantité d'extrait de pépins de raisin que votre corps absorbe. Après ingestion, l'extrait de pépin de raisin a démontré qu'il est digéré et entre dans votre système circulatoire.

La recherche a utilisé des doses de 2 g d'extrait de pépins de raisin avec 89 % de Procyanidine et Extrait de Pépin de Raisin à 0,9 %. La dose a été ingérée par des hommes en bonne santé tôt le matin avant de manger quoi que ce soit d'autre. Après 2 heures, le niveau d'Extrait de Pépin de Raisin dans le sang était 0,0106 umol par litre. Le taux des niveaux de circulants peut être comparé à la vitesse d'absorption de thé vert.

Est-ce que l'Extrait de Raisin de Pépin et l'OPC peuvent m'aider à perdre du poids?

La réponse simple est non. Le poids n'est pas un des nombreux bienfaits de l'extrait de pépins de raisin. Il n'y a pas eu de recherches sur les humains. Cependant, certaines enquêtes sérieuses ont été faites dans des laboratoires en utilisant des animaux.

La première étude a été une recherche pendant trois mois impliquant des hamsters. Ils ont pris la dose équivalente à 450 mg pour les humains. Les résultats ont montré:

- Des changements dans l'apport alimentaire n'ont pas été notés.
- Réduction des triglycérides circulant dans le sang.
- Réduction de la fonction hépatique.
- Aucun changement n'a été démontré sur l'avortement des lipides alimentaires.

Une deuxième étude chez des rats qui a imité le syndrome métabolique a été effectuée pour déterminer les effets de l'extrait de pépins de raisins dans la diminution de leur poids. Après un mois, les résultats n'ont montré aucun changement dans leur indice de masse corporelle.

En conclusion, il n'y a aucune preuve que l'extrait de pépins de raisin peut aider à contrôler le poids corporel. Si vous trouvez ces revendications, elles ne sont pas vraies et vous devrez vous méfier de telles informations.

Comment les Propriétés des Pépins sont bénéfiques pour les gens?

Surtout, les problèmes cardiovasculaires sont améliorés par la consommation de l'extrait de pépin de raisin. L'extrait améliore la circulation et diminue le taux de cholestérol. L'enflure est également améliorée à mesure que le sang circule mieux, soulageant les blessures. Il y a une longue liste de maladies qui bénéficient des raisins.

L'extrait de pépins de raisins est l'une des meilleures parties de raisins parce qu'il a une quantité élevée d'antioxydants. Les bonnes propriétés antioxydantes les font travailler dans le service prévention au niveau cellulaire. L'une des substances les plus nutritives sur le raisin est l'OPC.

Pour Quelles Conditions Médicales sont les Extraits de Pépin de Raisin bénéfiques?

Les antioxydants jouent un rôle important dans l'amélioration de votre santé et bien-être général. Jusqu'à présent, l'extrait de pépins de raisins a été testé pour cibler des problèmes de santé spécifiques. Il y a des études qui prouvent que l'extrait de pépins de raisin peut aider dans le traitement de:

- Renforcement de l'os
- Cancer
- Les problèmes de cholestérol
- L'insuffisance veineuse chronique
- Détérioration cognitive qui peut améliorer l'Alzheimer et autres conditions similaires
- L'œdème

- La haute pression sanguine
- Les infections qui proviennent de bactéries nocives
- La santé buccodentaire
- Le vieillissement de la peau

Cette liste montre seulement les maladies qui ont été testées jusqu'à présent. Cependant, l'extrait de pépins de raisin peut servir d'aide pour une vaste gamme de problèmes de santé qui sont liés aux dommages causés par les radicaux libres. La plupart sont des maladies dégénératives, comme le diabète, les maladies cardiaques et le cancer. Cependant, il y a aussi quelques preuves de son utilisation pour traiter d'autres conditions médicales comme:

- Des conditions d'Alzheimer. La nature dégénérative de la maladie d'Alzheimer peut bénéficier de la maîtrise des radicaux libres que l'extrait de pépins de raisin peut fournir.
- Des propriétés d'antivieillissement. Il protège l'élastine et le collagène sur votre peau, qui sont les plus visibles des caractéristiques qui viennent avec l'âge. Cependant, les propriétés d'antivieillissement peuvent aller au-delà de la peau, parce que le bien-être général

venant de la prévention et de l'amélioration d'autres maladies peut se traduire par une apparence plus jeune.
- La maladie du diabète. Il peut améliorer le contrôle sur les niveaux de sucre dans le sang causant le diabète.
- Traitement des hémorroïdes. Les hémorroïdes sont liées à la circulation du sang et des problèmes avec des nervures obstruées sur la zone de l'hémorroïde. Par l'amélioration de l'état des veines, les hémorroïdes obtiennent des améliorations significatives aussi.
- Amélioration de la flexibilité sur les tissus organiques comme les articulations et les artères. L'amélioration de la flexibilité est l'un des avantages les plus significatifs qui travaille à la prévention des maladies cardiaques.
- L'amélioration de la vision nocturne. La santé des yeux est renforcée en général, ce qui améliore la vision nocturne en particulier.
- Protection pour lutter contre le rancissement oxydatif et d'autres bactéries pathogènes.

Les recherches menées jusqu'à présent sur toutes ces maladies n'ont pas été considérables, et la preuve est encore faible. Cependant, la consommation d'extrait de pépins de raisins ne produit pas de dégâts, et il peut vous procurer des avantages à ces problèmes de santé.

Comment l'Extrait des Pépins de Raisins est bénéfique pour le renforcement de mes os?

Les études sur les animaux ont montré que la consommation d'extrait de pépins de raisins présente des avantages pour la formation des os. La recherche sur la formation des os chez les humains est encore à réaliser. Cependant, la composition similaire des os chez les animaux et les humains nous conduit à la conclusion qu'il peut aider à renforcer vos os.

Comment l'Extrait de Pépins de Raisins peut être bénéfique pour le Cancer?

Les études pour déterminer comment l'extrait de pépins de raisin peut avec le cancer ont été réalisées dans les laboratoires jusqu'à présent. Les cellules cancérigènes ont été testées pour enregistrer les effets de l'extrait de pépins de raisin. Jusqu'à présent, des résultats positifs ont été obtenus à partir des types de cellules:

- Les cellules de cancer du sein
- Les cellules du cancer de l'estomac
- Les cellules du cancer du côlon
- Les cellules du cancer de la prostate
- Les cellules du cancer du poumon

Les résultats de laboratoire sont effectués sur des échantillons séparés de cellules de cancer. Lorsque vous voulez transférer ces avantages à une personne vivante, il n'est pas simple. Les interactions à l'intérieur de votre corps sont beaucoup plus complexes que ceux en milieu contrôlé comme un tube à essai dans un laboratoire. Les premiers résultats positifs de l'extrait de pépins de raisins mènent à d'autres études pour obtenir la bonne approche sur l'utilisation de l'extrait de pépins de raisins pour traiter et guérir le cancer.

En attendant, un fait est que les antioxydants trouvés dans l'extrait de pépins de raisins, l'OPC, surtout, est bénéfique pour votre santé. Il y a un risque plus faible de l'apparition du cancer.

Lorsque le cancer est présent, l'extrait de pépins de raisin peut également être utile. En particulier, les cellules du foie sont protégées par des traitements de chimiothérapie. Tous les traitements ne sont égaux, et chaque corps peut réagir différemment. Si vous voulez essayer l'extrait de pépins de raisin pour le soulagement des problèmes de traitement du cancer, parlez-en à votre médecin pour recevoir des conseils au sujet de la combinaison de votre médication actuelle avec l'extrait de pépins de raisin. S'il considère qu'il est sécuritaire, alors vous ne devez pas vous inquiéter au sujet de prendre l'extrait de pépins de raisin sous votre traitement de chimiothérapie.

Comment l'Extrait des Pépins de Raisin bénéficie les Problèmes de Cholestérol?

C'est tôt pour dire quel extrait de pépins de raisins réduit la quantité de cholestérol. Les premiers résultats de certaines recherches pointent dans une direction très positive, mais pour être certains, d'autres tests doivent être effectués. Jusqu'à présent, les résultats sont positifs, mais pas assez pour déterminer la dose exacte et résultats attendus.

La première recherche a été effectuée dans un groupe d'hommes de 50 ans et +. Ils étaient tous en bonne santé, mais avaient de graves problèmes de tabagisme. Le groupe a été divisé en deux, et le premier groupe a pris 75 mg de l'extrait de pépins de raisin contenant la procyanidine et la phosphatidylcholine (OPC) 2 fois par jour. Le deuxième groupe était seulement pour fins de contrôle et n'a reçu qu'un placebo. Dans les deux groupes, l'un prenant le vrai extrait de pépins de raisin ont montré une diminution de cholestérol dans leur sang.

La recherche consistait à prendre trois groupes de personnes avec des niveaux élevés de cholestérol. Chaque groupe a reçu des différentes substances comme suie:

- Groupe 1: Extrait de pépins de raisin seul.
- Groupe 2: Une combinaison de l'extrait de pépins de raisin et de chrome.
- Groupe 3: Juste un Placebo

La recherche a été effectuée pour une durée de 2 mois. Les résultats ont montré que le groupe 2 avait les meilleurs résultats, tandis que le groupe 1 n'était qu'en deuxième place. À partir de cette étude, nous pouvons conclure que l'extrait de pépins de raisins joue un rôle dans la diminution du cholestérol, mais le chrome et l'extrait de pépins de raisin est beaucoup plus efficace. Il faudrait effectuer d'autres recherches pour déterminer quoi et comment exactement l'extrait de pépins de raisin doit être utilisé.

Comment l'Extrait de Pépins de Raisins bénéficie dans l'insuffisance veineuse chronique?

Il y a une maladie appelée l'insuffisance veineuse chronique qui peut bénéficier de l'extrait de pépins de raisin. Il se manifeste par une mare de sang dans vos membres supérieurs et en particulier dans la partie inférieure. Cela peut causer une douleur sévère, et même de l'enflure. Vous pouvez voir clairement le problème, car les veines deviennent visibles. Comme une conséquence générale de l'insuffisance veineuse chronique, vous serez fatigué rapidement.

Cette longue liste de symptômes peut devenir mieux avec la consommation régulière d'extrait de pépins de raisin. Des études ont montré que l'OPC agit pour améliorer la circulation de sang, réduisant ainsi l'inconfort et les symptômes.

Comment l'Extrait de Pépins de Raisin diminue ma Détérioration Cognitive?

Les études effectuées chez les animaux, l'Extrait de Pépins de Raisin a montré qu'il inverse le dysfonctionnement de l'hippocampe. Travaillant au niveau du cerveau, il peut réduire le stress oxydatif et préserver les fonctions mitochondriales.

Ce type d'effets est difficile à tester chez les humains, mais les résultats préliminaires sur les animaux sont prometteurs. L'une des conditions dégénératives qui peuvent être traitées avec l'extrait de pépins de raisin lorsque la recherche aboutit à une dose et combinaison efficace est la maladie d'Alzheimer.

Comment l'Extrait de Pépins de Raisins peut être bénéfique pour l'Œdème?

L'œdème est ce qu'on appelle l'enflure provenant d'une blessure ou après la chirurgie (rappelez-vous que la chirurgie en termes généraux cause des blessures). Les désagréments découlant de l'œdème sont considérablement réduits en prenant l'extrait de pépins de raisin.

Des études menées sur des femmes ont confirmé ces déclarations. Les tests ont pris deux groupes de femmes qui avaient subi une chirurgie du cancer du sein. Des deux groupes, l'un a reçu 600 mg d'extrait de pépins de raisins une fois par jour pendant les six mois suivants après que l'intervention eue lieu. Le deuxième groupe a été informé qu'elles ont reçu l'extrait de pépins de raisins, mais elles n'avaient reçu que des placebos. L'idée était de trouver s'il y avait un avantage réel à partir de l'extrait de pépins de raisins ou si c'était juste une réaction mentale d'amélioration.

Après le test, il a été conclu que l'extrait de pépins de raisin a eu un effet positif en fait.

Les chercheurs ont enregistré moins d'œdème et moins de douleur subjective également signalé depuis le groupe qui a pris l'extrait de pépins de raisin par rapport au groupe qui prend le placebo.

Une étude semblable a été faite, mais avec des gens qui ont subi des blessures sportives. Après six mois de prendre l'extrait, la conclusion était la même. Les athlètes qui ont pris l'extrait de raisins réel ont rapporté moins d'enflure que le groupe d'athlètes prenant un placebo.

Comment est-ce que l'Extrait de Pépins de Raisin est bénéfique pour des Problèmes de Haute Pression Sanguine?

Dans les recherches menées sur des animaux, l'extrait des pépins de raisin a prouvé de réduire la pression artérielle de manière significative. Les résultats ont montré à quel point les dommages des vaisseaux sanguins peuvent être "réparés" pour ainsi dire par l'extrait de pépins de raisins.

Le meilleur état de vaisseaux sanguins améliore la circulation sanguine, soulageant les problèmes d'hypertension et de haute pression sanguine.

Comment est-ce que l'Extrait des Pépins de Raisin peut être bénéfique pour les Infections provenant des Bactéries nuisibles?

En améliorant les fonctions du corps, l'extrait de pépins de raisin est aussi utile pour combattre les infections provenant de bactéries nuisibles, comme le Staphylococcus aureus. Des études sur les animaux ont été faites à l'appui de cette réclamation, et des tests doivent être réalisés afin de confirmer l'efficacité de l'extrait de pépins de raisins lors du combat contre les infections provenant de bactéries nocives.

Comment est-ce que l'Extrait des Pépins de Raisins pourrait être bénéfique à ma santé orale?

L'extrait de pépins de raisin aide à prévenir la déminéralisation. Il améliore les fonctions reminéralisation de fissures, comme il a été indiqué dans un laboratoire de recherche.

La détérioration de la dent vient de la déminéralisation. En trouvant un moyen efficace pour l'arrêter et inverser le processus, il peut conduire à des traitements efficaces qui permettront d'améliorer significativement la santé orale. De tels problèmes comme la détérioration prématurée des dents pourrait être évitée.

Comment est-ce que l'Extrait des Pépins de Raisins pourrait être bénéfique pour le vieillissement de ma peau?

La peau est le plus grand organe du corps humain. Parce que c'est, un organe externe, les gens la voient, et la jeunesse se reflète sur elle. L'OPC provenant d'extrait des pépins de raisins présente beaucoup d'avantages pour votre peau, ce qui aura un avantage esthétique.

Une étude a été menée chez les femmes ménopausées, où il a été observé lesquels des composés qui ont été bénéfique à la peau. Les résultats ont montré que les composés suivants ont été utiles pour la peau

- Les polysaccharides de poisson
- OPC
- Les isoflavones de soja
- Extrait de tomate
- La vitamine C
- La vitamine E

Comme vous pouvez le voir, l'extrait de pépins de raisins a deux de ces substances: l'OPC et la vitamine E, devenant ainsi un allié utile contre le vieillissement de la peau. Le vieillissement de la peau n'est pas réellement une maladie ou condition médicale. Cependant, il est un effet indésirable pour la plupart des femmes qui cherchent toujours un moyen de le prévenir et l'éliminer.

Les avantages de ces substances ont été montrés pour la plupart dans la réduction des rides. Les rides qui se forment autour des yeux et sur le visage ont réduit généralement. De plus, les rides sur la main ont présenté une amélioration. Les résultats provenaient de l'augmentation de la densité de la peau. Cette conclusion a été prise après une échographie où la comparaison a été concluante.

Une autre étude a montré que la décoloration sombre de la peau, en particulier sur le visage, était également réduite par l'extrait de pépins de raisin. Le degré de pigmentation a été amélioré progressivement pendant les 6 premiers mois. Toutefois, après 6 mois, aucune amélioration de plus n'a été affichée.

Quelle est la plus haute dose d'Extrait de Pépins de Raisin?

Pour le moment, des études ont été faites sur la base de doses de 100 à 300 mg par jour. Aucun des résultats n'a montré des effets indésirables avec de telles doses. Pour de plus fortes doses, il n'y a pas encore d'information pour déterminer la limite de la consommation sécuritaire de l'extrait de pépins de raisins encore.

Nous vous recommandons de vous en tenir à la dose recommandée de 100 à 300 mg par jour. Surtout, en Europe, cette quantité d'extrait de pépins de raisin est ce qui a été prescrit comme complément alimentaire. Aller au-dessus de cette quantité ne s'est pas avéré être dangereux, mais n'est pas nécessaire, puisque ce genre de dose a démontré à donner tous les avantages aux corps.

Cependant, il existe des exceptions à la dose de 100 à 300 mg. Les exceptions comprennent les allergies et réactions quand la médecine est prise en même temps. Les effets positifs de l'extrait de pépins de raisins et l'OPC sont diminués, et même les effets secondaires et autres effets indésirables peuvent se produire.

Quels sont les effets secondaires possibles quand je prends l'extrait de pépins de raisin?

Les effets secondaires sont légers, et ils peuvent indiquer une réaction défavorable à l'extrait de pépins de raisin, et même les allergies. Les effets indésirables comprennent:

- Étourdissements, que dans le pire des cas, conduit à des nausées.
- Des maux de tête.
- Des maux de tête légers.
- Irritation du cuir chevelu.
- De légers troubles gastriques qui pourraient entraîner de la diarrhée.
- Un mal de gorge et la toux

Si vous prenez de l'extrait de pépins de raisin et que vous éprouvez l'un de ces effets indésirables, arrêtez immédiatement. Les effets secondaires devraient disparaître en un jour. S'ils ne disparaissent pas, alors ce n'était pas l'extrait de pépins de raisin qui les causait, et vous pouvez avoir d'autres problèmes.

Lorsque vous éprouvez un effet indésirable de l'extrait de pépins de raisin, il est recommandé que vous visitiez votre médecin ou un allergologue. Très probablement, vous éprouvez une réaction allergique à l'un des composants du raisin.

Pourquoi devrais-je faire attention aux allergies provenant de l'extrait de pépins de raisin?

Si vous avez une réaction allergique à l'extrait de pépins de raisin, vous devriez savoir. Il est important d'identifier lequel est-il pour l'empêcher de l'avoir dans l'avenir.

Très probablement, une réaction allergique a des effets indésirables légers au début, mais si vous continuer à nourrir votre corps avec des substances nocives qui causent la réaction allergique, il peut s'aggraver. Les cas les plus graves peuvent conduire à la mort s'ils ne sont pas détectés et soigner à temps. C'est rare, mais dans le cas que vous n'avez pas d'accès immédiat aux soins médicaux d'urgence, il peut avoir des conséquences néfastes.

Si je suis allergique aux Raisins, est-il sûr de prendre l'extrait de Pépins de Raisin?

Non. Si vous avez déjà identifié que vous êtes allergique à des raisins, donc l'extrait de pépins de raisin n'est pas pour vous. Les pépins de raisin sont le centre vivant de raisins et contiennent les mêmes substances que le fruit. Cela signifie que la prise de pépins de raisin, est comme prendre des raisins et sera aussi nuisible pour vous.

Sous quelles conditions médicales devrais-je faire attention pendant que je consomme l'Extrait de pépins de raisin?

Si vous avez des troubles liés au sang, comme des saignements ou une pression artérielle élevée, vous devriez prendre l'extrait de pépins de raisin avec soin. Il est préférable de demander à votre médecin avant de commencer l'utilisation d'extrait de pépins de raisin.

En lui faisant prendre conscience de cela, vous pouvez confirmer si votre problème particulier peut bénéficier de composants de l'extrait de pépins de raisin. Vous pourrez aussi lui faire savoir les substances que vous prenez au cas où il y a un problème, ou pire encore, une urgence.

Votre médecin sait toute votre histoire clinique. Il peut également vous avertir au sujet de prendre l'extrait de pépins de raisins trop près d'un traitement donné pour votre état de santé. Certaines interactions avec certains médicaments peuvent être nocives.

Quelle combinaison de substances et l'extrait de Pépins de Raisin n'est pas recommandé?

De façon générale, tout matériel avec un haut contenu de quelque chose, même si c'est un nutriment, combiné avec d'autres substances peuvent avoir un effet indésirable.

Les herbes et les tisanes ont un faible risque d'avoir un résultat négatif lorsqu'il est combiné avec l'extrait de pépins de raisin. Méfiez-vous des substances comme la drogue et médicaments.

Quelle combinaison de médicaments et d'extrait de pépins de raisin n'est pas recommandée?

En général, si vous prenez des médicaments pour traiter une condition médicale, vous devriez éviter de faire toute sorte de super-aliments ou une substance nourrissante comme l'extrait des pépins de raisins. Le contenu riche en éléments nutritifs est bon pour votre corps dans des conditions normales, mais est également un problème potentiel lors de l'interaction avec d'autres produits chimiques tels que les médicaments.

Il a été remarqué que les médicaments suivants peuvent présenter un risque pour la santé lorsqu'ils sont pris avec de l'extrait de pépins de raisins en particulier. Évitez d'utiliser l'extrait de pépins de raisin combiné avec:

- Toute substance qui fonctionne comme un diluant du sang
- Le traitement du cancer.

- Certains médicaments pour les maladies cardiaques chroniques.
- Les analgésiques à base d'AINS. Les plus communs sont Aleve, Advil et l'Aspirine.
- La phénacétine.

Cette liste n'est pas complète, mais un avertissement sur la plus courante et la plus évidente des médicaments qui ne doivent pas être mélangés avec l'extrait de pépins de raisin. Le meilleur conseil est de demander à votre médecin si vous deviez ou ne pas prendre l'extrait de pépins de raisin avec certains médicaments, en particulier ceux réalisés sur une base régulière sur les maladies chroniques.

Pour les fluidifiants sanguins (aussi appelés anticoagulants), le danger vient du fait que l'extrait de pépins de raisin est aussi un fluidifiant sanguin. En dépassant la dose de façon inattendue, il peut mener à des saignements. Lorsqu'il est interne, il pourrait devenir un problème grave qui peut vous emmener à l'hôpital.

La plupart du temps, le risque ne provient pas d'un effet indésirable de la combinaison, mais de la neutralisation des avantages. Si vous traitez un problème médical particulier et neutraliser la guérison, cela peut conduire à un grave problème.

Par exemple, lorsque vous prenez du jus de raisin pendant que vous prenez de la Phénacétine, l'efficacité du médicament est pratiquement éliminée. Le jus de raisin va produire une petite pause de la Phénacétine, provoquant une rapide élimination et l'empêche d'agir sur votre corps.

Est-il sécuritaire de donner l'Extrait de Pépins de Raisin aux Enfants et les femmes Enceintes?

Il n'y a toujours pas suffisamment de preuves pour déterminer s'il est sécuritaire de donner l'extrait de pépins de raisins aux enfants et les femmes enceintes. La meilleure approche est d'éviter toute substance non prescrite lorsqu'il s'agit des:

- enfants de moins de 12 ans.
- femmes enceintes
- femmes pendant la période d'allaitement

Ces étapes de la vie sont les plus vulnérables. Les enfants sont plus sensibles aux nouvelles substances. Une grande quantité de nutriments peut générer un effet indésirable. En ce qui concerne les femmes pendant la grossesse et l'allaitement, il ne représente pas un risque pour la mère, mais pour le bébé. Sur ces étapes, les bébés prennent tout de leurs mères. Pour les bombarder avec une quantité élevée de certaines substances nutritives peut diminuer certains autres, créant un déséquilibre et donc un effet indésirable et possiblement des maladies comme le bébé grandit.

Comment puis-je obtenir les avantages de l'OPC contenu dans l'Extrait des Pépins de Raisin et pour les Enfants?

Il n'est pas recommandé de donner l'extrait de pépins de raisin aux enfants. Toutefois, si vous pouvez les donner des raisins plutôt, ils recevront les avantages de l'OPC. Ils n'ont pas la forte concentration de l'extrait de pépins de raisins, mais ils ont l'OPC. Après tout, l'extrait de pépins de raisin provient des raisins, et vos enfants peuvent obtenir l'extrait de pépins de raisin à des doses affaiblies qui ne présentent pas de risque pour eux.

Comment puis-je trouver de l'Extrait de Pépins de Raisins?

Il y a une gamme complète de compléments alimentaires contenant de l'extrait de pépins de raisin. Il est fabriqué dans pratiquement n'importe quelle forme vous pouvez imaginer. Les plus communs sont:

- Comprimés
- Gélules
- Extraits liquides

Lorsque vous êtes à la recherche de produits d'extrait de pépins de raisins, vous devez être conscient de la quantité d'OPC qui y est contenue. Il est recommandé de ne pas aller en dessous de 80 %, ce qui le rend idéal un 95 %.